SPÉCIFIQUE

CONTRE LES

ACCIDENS DES MALADIES

TRAITÉES PAR LE MERCURE,

PAR LE DOCTEUR **HAHNEMANN**,

AUTEUR DE LA MÉTHODE CURATIVE,

DITE

HOMOEOPATHIE.

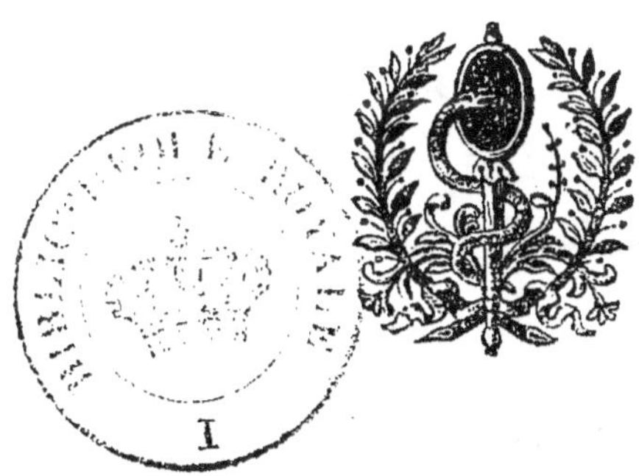

A Paris,

CHEZ LE DOCTEUR-MÉDECIN CONSULTANT,

RUE NEUVE-DES-BONS-ENFANS, N°5, DERRIÈRE LA BANQUE.

1834.

CONSIDÉRATIONS GÉNÉRALES

SUR L'ACTION ET L'EMPLOI DU MERCURE.

Depuis plusieurs années nous employons avec le plus grand succès, dans le traitement des affections vénériennes, une méthode curative qui met nos malades à l'abri des accidens résultans de la mauvaise administration du mercure. Mais nous avons souvent été consulté par des personnes atteintes de maux très graves, qu'elles attribuaient à la syphilis, et qui n'étaient réellement que des *affections mercurielles*, occasionnées par l'abus que des praticiens peu expérimentés ou des charlatans, avaient fait du remède spécifique(1), si favorablement employé et d'une inno-

---

(1) On désigne sous la dénomination de *spécifiques*, tous les médicamens dont l'effet est certain. Malheureusement l'art de guérir n'en possède qu'un petit nombre, et il est affligeant de voir que celui dont l'action est d'une efficacité si merveilleuse, soit journellement signalé par d'avides médicastres comme le plus redoutable des agens thérapeutiques. Rien n'est cepen-

cuité constante, lorsqu'il est manié par des mains habiles.

Connaissant toute l'impuissance des moyens

dant plus contraire à la vérité, si ce n'est d'affirmer que, dans l'état actuel des connaissances médicales, on peut guérir, *sans mercure*, les maladies essentiellement vénériennes. Tous les charlatans qui font grand bruit de leurs traitemens sans mercure, végétal, dépuratif, etc., etc., mentent au public auquel ils adressent leur décevantes annonces, ou ne guérissent pas les malades réellement atteints de la syphilis, qui se confient à leurs soins, et dont ils se bornent à exploiter la crédulité et la pusillanimité. Point de salut sans mercure; et de toutes les préparations qu'on a cherché à lui substituer, si quelques-unes ont paru dans certain cas pouvoir le remplacer, aucune n'a offert les mêmes garanties de succès que ce médicament héroïque.

Pourquoi a-t-on donc tant vanté les succédanées du mercure? Rien de plus louable sans doute que de s'efforcer d'étendre les ressources que l'on trouve dans la matière médicale; mais à quoi bon exagérer l'action malfaisante d'un remède éminemment utile, pour faire prévaloir celui qu'on cherche à lui substituer, et dont les effets sont peu sûrs.

Tous les médicamens, tant soit peu énergiques, ne peuvent être administrés avec sécurité pour les malades, que par le médecin qui a acquis une connaissance parfaite de leurs propriétés, et surtout de leur action sur l'économie; sans quoi ceux qui chercheront dans leur usage les avantages qu'ils ont droit d'en attendre, s'ex-

préconisés pour neutraliser les effets du mercure et déterminer son expulsion hors du corps, nous avions recherché et trouvé, depuis long-temps, dans la pratique d'un illustre médecin étranger, des observations qui établissaient l'efficacité spécifique d'un remède destiné à combattre un mal non moins redoutable que l'affection syphilitique la plus invétérée, c'est-à-dire, la *maladie mercurielle*. Cependant la publicité qu'Hahnemann a donnée à sa découverte n'a pas eu un retentissement en rapport avec son importance ; ce laborieux médecin s'est borné à relater les faits sans autre prétention que de propager un nouveau bienfait de l'art de guérir. Alors peu connu dans le monde médical français , sa voix ne fut

poseront aux accidens les plus graves, sans en obtenir le moindre résultat favorable. Il n'est pas raisonnable de considérer le mercure comme plus dangereux que bien d'autres médicamens ; il n'y a que l'ignorance audacieuse et l'impassible impéritie qui rendent son administration périlleuse. Quant aux malades qui auront fait un mauvais choix du médecin auquel ils demandent leur guérison , les conséquences seront les mêmes pour eux, qu'ils ne guérissent pas de leur maladie, et qu'ils soient victimes du mal ou du remède.

écoutée que par les amis de la science qui recueil-lirent ses préceptes et les mirent en pratique au grand avantage de l'humanité, sans pouvoir toute-fois ébranler les habitudes curatives transmises machinalement, même par des hommes qui fai-saient autorité et qui sanctionnaient ainsi, au détriment de l'espèce, les erreurs de la routine.

Dans ces derniers temps, le langage chimico-pharmaceutique d'Hahnemann ne pouvait guère fixer l'attention des jeunes médecins, sortis de l'école du Sangrado moderne, et il a fallu que le temps fît justice de bien des innovations meur-trières, avant que les médecins français voulussent consentir à puiser quelques lumières dans la vieille expérience du médecin allemand.

Actuellement la réputation d'Hahnemann brille d'un grand éclat et son mérite est reconnu; mais par suite de la disposition d'esprit qui por-te les Français à s'enthousiasmer pour les pro-ductions du génie, peut-être va-t-on dépasser les bornes de l'admiration que ses travaux méritent, en voulant proclamer l'infaillibilité de la doctrine homœopathique, qui a tous les défauts des doctrines et des systèmes. Toutefois, dans ce mouvement d'exaltation auquel les praticiens observateurs resteront étrangers , on notera les heureuses découvertes qu'Hahnemann aura faites, et elles obtiendront, successivement, la publicité nécessaire pour quelles tournent au profit de l'humanité.

C'est ainsi que nous avons cru le moment propice pour donner une nouvelle publicité aux remarques d'Hahnemann, sur les moyens d'arrêter les ravages du mercure résultans de son abus dans le traitement des maladies vénériennes; nous avons conservé à la note que nous publions le style de l'époque où elle a vu le jour (1792) ; les praticiens sauront bien la traduire dans le langage qui lui conviendrait aujourd'hui relativement surtout à la nouvelle nomenclature chimique (1).

Le Docteur C. omet.

(1) Nous croyons être agréable au lecteur en donnant ici une petite notice biographique sur le savant médecin, dont la doctrine fixe en ce moment l'attention de la France.

Le docteur Hahnemann (Samuel), est né à Meissen

(Saxe), le 10 avril 1755. Contre la volonté de son père, qui s'opposait à ce qu'il se livra à l'étude des sciences, il se rendit à Leipsick à l'âge de vingt ans, et étudia la médecine dans la fameuse université de cette ville. Il fut obligé, pour se procurer les moyens de suivre ses études, de donner des leçons de français qu'il avait appris seul, et d'entreprendre, pour le compte d'un libraire, la traduction de divers ouvrages littéraires et scientifiques. Au bout de deux ans, il alla à Vienne et continua ses études médicales sous le patronage du fameux Quarrin, médecin de Joseph II, alors régnant. Au bout de quelque temps il fut nommé médecin du gouverneur de la Transylvanie, quoiqu'il ne fût point encore docteur, grade qui ne lui fut conféré qu'en 1779, à l'université d'Erlangen. Appelé successivement à divers emplois, ce ne fut que dix ans après sa réception qu'il se fixa à Leipsick, ville qu'il n'a pas quittée depuis et qui est devenue le théâtre de son heureuse pratique et de sa renommée. Il y a près de quarante ans qu'Hahnemann jeta les fondemens de la doctrine homœopathique, à la recherche de laquelle il a travaillé sans relâche, et qui est fondée sur des principes qu'il serait hors de propos de reproduire et de discuter ici.

Il est difficile de rencontrer un médecin plus laborieux qu'Hahnemann ; sa longue carrière ne peut même expliquer comment il a pu trouver le temps d'entreprendre et d'achever de si nombreux travaux : on a de lui plus de vingt ouvrages en allemand, et il a reproduit, en cette langue, plus de cinquante volumes publiés en français, en anglais et en italien.

SPÉCIFIQUE

CONTRE LES

ACCIDENS DES MALADIES

TRAITÉES PAR LE MERCURE,

PAR LE DOCTEUR HAHNEMANN.

Comme on ne saurait s'attendre, à cause de la marche lente de l'esprit humain dans l'abandon des habitudes, même nuisibles, que l'appréciation plus exacte des maladies vénériennes , la détermination attentive de la quantité de mercure nécessaire dans chaque cas , la disposition la plus convenable des autres choses de ces maladies , dirigée d'après les considérations relatives à la constitution et à l'adoption des remèdes mercuriels préférables à ceux qui sont le plus communément en usage , puisse devenir de sitôt familières parmi les médecins vulgaires ; on rencontrera encore fréquemment des salivations indomptables, des ulcérations à la bouche et dans d'autres

parties, provenant de l'abus du mercure ; et une
espèce particulière de fièvre hectique très difficile
à guérir, (le frisson métallique, *Metallsehouer*)
due à la même cause. Les médecins ne connais-
sent pas encore de secours propres à former une
digue aux ravages terribles de l'abus de ce médicament divin ; mais une expérience peu com-
mune dans ces sortes d'affections m'a fait décou-
vrir un remède très efficace contre ces ravages,
remède que j'ai déjà annoncé quoique avec beaucoup de ménagement dans mon ouvrage (*Ins-*
truction concernant les maladies vénérien-
nes), dans l'espérance d'en voir constater
l'efficacité. J'y ai réussi ; par conséquent, je
crois qu'il est de mon devoir d'exciter l'attention
générale du public sur un spécifique de ces suites
fâcheuses ; et l'humanité m'oblige d'insister sur
l'utilité d'un moyen qui fera cesser dans la suite
les souffrances de tant de malheureux.

Tous les accidens qui naissent pendant l'usage
du mercure, les douleurs, tumeurs , ulcères qui
y surviennent , ne sont *jamais* de nature vénérienne, pas plus que les aggravations qui suivent
de près l'usage de ce médicament stimulant (1).

(1) En effet , si les accidens contre lesquels on dirige
l'emploi du mercure, soit à l'intérieur, soit topique-
ment, sont d'une nature essentiellement syphilitique,

Pour les arrêter et pour dompter les ravages dont les progrès sont très rapides et qui résistent sou-

et si le médicament est administré avec la prudence et les ménagemens que l'expérience prescrits, il y aura un résultat favorable et soutenu de produit dans un temps très court ; de telle sorte qu'on ne pourra pas s'abuser sur la nature du mal. Le mercure est la pierre de touche des maux vénériens de toute espèce dont il est le spécifique ; aussi est-il d'usage général parmi les praticiens, lorsqu'ils doutent de la nature d'une tumeur, d'une ulcération ou de toute autre lésion, sur le mode de manifestation desquels ils n'ont pas de données certaines, et qu'ils ont quelque sujet de soupçonner être due à la présence du virus syphilitique, d'essayer l'action du mercure. S'il résulte de bons et prompts effets de son administration, la maladie est caractérisée vénérienne ou au moins compliquée de vice syphilitique ; le contraire a lieu, si l'action du mercure est nulle ou nuisible. On pourra objecter à cette règle pratique des considérations qui établiront que de nombreuses et diverses affections sont heureusement traitées par les préparations mercurielles, et que quelquefois des maladies essentiellement vénériennes ont résisté à leur emploi ; nous sommes loin de contester le fait, mais ce sont des exceptions qui ne détruisent aucunement la règle. Cependant, pour éviter les récriminations, au lieu de dire *jamais*, Hahnemann aurait mieux fait d'employer l'adverbe *rarement*, qui eût rendu toute sa pensée, et n'eût pas eu l'inconvénient de susciter des observations spécieuses qui pourraient être faites, et que nous avons voulu prévenir par cette note.

Le Docteur C.

vent à tout remède, on a eu recours depuis trois siècles à toutes sortes de moyens, mais rarement avec quelque espèce de succès. L'opium s'est encore le plus distingué par sa propriété de calmer les accidens qui tiennent à une trop grande irritabilité; malgré cela, l'expérience a suffisamment prouvé son insuffisance toutes les fois que ce métal circulait encore dans l'économie. Je ne cite pas les sudorifiques et les diapnoïques, les bains tièdes, les décoctions de gaïac, salsepareille, saponaire, etc, qui n'ont pas eu plus de succès, contre les effets destructeurs du mercure dans le corps des malades.

Cependant on avait besoin d'un spécifique qui *tuât* le mercure ; d'un remède qui réduisît ce métal avec la plus grande promptitude en une substance inerte. A l'exception du mercure en forme liquide, il n'y a pas de combinaison de cette substance qui, relativement au corps humain la rende plus inerte que son union avec le soufre. Pour opérer une union intime du mercure coulant avec le soufre, et former le cinâbre (sulfure rouge de mercure), il faut une grande chaleur. Le soufre en nature n'agit pas non plus sur les sels mercuriels : par conséquent, le soufre, pris à l'intérieur, n'a que peu ou point de pouvoir pour se combiner avec ce métal et le rendre inerte. J'ai trouvé que l'air hépatique était le meilleur moyen de *tuer* le plus promptement possible tous les poisons métalliques, et je résolus de l'employer contre les ravages du mercure. Je ne réussis pas au commencement, attendu que l'eau chargée de ce gaz répugnait aux malades, au point qu'il était des plus difficiles de la leur administrer. Ils vomissaient cette liqueur non pas à cause de l'âcreté, mais par rapport à l'odeur qui leur faisait soulever le cœur, en sorte qu'il me fallait y renoncer (1). Je me dis alors que comme l'air fixe suffit pour décomposer le foie de soufre, et que ce gaz se dégage souvent de nos boissons, et qu'il n'est pas rare qu'il y ait d'autres acides dans nos estomacs, le foie de soufre pris en substance répondra à mon objet, si j'ai soin de

(1) Une pareille difficulté n'existerait plus aujourd'hui que les procédés chimiques et pharmaceutiques sont entièrement perfectionnés. Il y a, au contraire, plusieurs moyens de préparer le soufre de manière que son usage n'occasionne aucune répugnance, et que son action soit prompte et sûre. Chaque médecin a sa méthode particulière de formuler; mais c'est un art peut-être trop dédaigné des praticiens qui en tireraient de grands avantages dans la guérison de beaucoup de maladies, en sachant à-propos masquer l'odeur ou la saveur d'un remède efficace, qu'ils négligent souvent de prescrire par la difficulté qu'ils éprouvent à l'administrer aux malades.   C.

disposer les choses de manière que le médicament
se décompose peu à peu dans ce viscère et dégage ainsi l'air hépatique. Il en résultera un an-
tidote spécifique contre le poison mercuriel,
dans nos humeurs. Il n'y eut d'obstacles que la
nature caustique, la difficulté de déterminer la
dose, et la saveur détestable du foie de soufre
ordinaire. J'eus donc recours au foie de soufre
sec que j'ai décrit dans différentes occasions, en
parlant d'autres usages. Ce foie de soufre est très
aisé à préparer, se garde très long-temps, n'est
point du tout difficile à prendre, et n'a rien de
caustique. Dans le supplément à mon instruc-
tion concernant les maladies vénériennes, j'ai
rapporté, en confirmation de l'utilité de ce remède,
un cas tellement probatoire, qu'il pourrait tenir
lieu de tout autre : cependant il y a toujours
des objections à faire contre un cas isolé; je fis
donc encore d'autres épreuves, et trouvai l'usage
de ce remède tellement sans exception, qu'il
faudrait étouffer tout sentiment d'humanité pour
ne pas faire l'impossible pour répandre générale-
ment la connaissance de ce moyen curatif.

Dans les cas pressans, je donne le foie de soufre
mentionné plus haut à la dose de cinq à dix grains,
et fais boire incontinent, par-dessus, une décoc-
tion acidule ou en fermentation ; de cette manière il se dégage peu à peu, [dans les premières

voies, l'air hépatique salutaire, et passe dans les secondes en si grande abondance , que la transpiration est imprégnée de son odeur. De cette manière, j'ai souvent fait cesser dans l'espace de vingt-quatre heures, la salivation la plus indomptable , arrêté le mouvement fébrile excité par le métal , et amené à une guérison singulièrement prompte les ulcères rongeans, sans que ce remède ait excité le moindre inconvénient. Je me réjouis d'enrichir par ce moyen la médecine d'un remède indispensable , excellent et spécifique contre des maux dont on ne peut se faire d'idée assez triste.

IMPRIMERIE DE PIHAN DELAFOREST (MORINVAL),
RUE DES BONS-ENFANS, N°. 34.

www.ingramcontent.com/pod-product-compliance
Lightning Source LLC
LaVergne TN
LVHW010305060726
842527LV00007B/2889